NOTICE THÉRAPEUTIQUE

SUR

L'EAU DE L'OURS

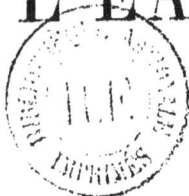

Extrait des Leçons du Professeur DE FLEURY, sur les Eaux du PUY-DE-DOME

BORDEAUX

IMPRIMERIE DE F. DEGRÉTEAU

10, rue Margaux, 10

1883

EAUX DU PUY-DE-DOME

EAU DE L'OURS

MESSIEURS,

Si singulière que semble au premier abord cette
dénomination d'Eau de l'*Ours* empruntée d'ailleurs au
château de Mr de Benoit naguère encore son pro-
priétaire, l'étude à la fois chimique et clinique
dont elle a été l'objet de notre part depuis plus
de trois mois, la désigne tout particulièrement à
notre enseignement. Quel est notre but en effet,
dans cette série de leçons où *les Eaux de France
classées par régions et rangées par familles naturelles*, passent successivement devant vos yeux?... de
renchérir sur les apologies des grandes Eaux univer-
sellement appréciées?... de ressasser les vertus de la
Bourboule, du *Mont-Dore*, de *Cauterets*, de *Vichy*,
de *Luchon*, de *Contrexéville*, de *Salies*, etc.? — Nulle-
ment. Sur ce terrain, nous devons nous borner à résu-
mer exactement des propriétés thérapeutiques démon-
trées par un succès éclatant, consacrées par une
longue expérience Mais si des eaux injustement
oubliées, ou encore méconnues faute de moyens de
propagande suffisants, empruntent à leur situation, à
leur climat, à leur constitution chimique, à l'authenti-

cité de leurs vertus médicinales, une valeur certaine, notre devoir est de l'éprouver d'abord et de le prouver ensuite. De la sorte, nous pourrons vulgariser des eaux qui, mieux connues et convenablement aménagées, offriront à des malades que leur situation éloigne des stations luxueuses, les moyens de guérir parfois, de soulager souvent des états morbides tributaires des propriétés de ces eaux.

A l'Est, et un peu au Nord du département du Puy-de-Dôme, dans l'ancien lit de l'Allier et sur sa rive droite, en face du village de Jose, sis sur l'autre rive, à 270 mètres au-dessus du niveau de la mer, émergent dans les plaines fertiles de la Limagne les eaux dites autrefois de *Médague* et qu'on exploite aujourd'hui comme eau de table, sous le nom d'eau de l'*Ours*.

L'Eau de l'Ours jaillit d'une sorte de lac, aux flancs d'un escarpement dont le caractère géologique est ainsi décrit par Nivet : « Blocs de transition et fragments de brèches formées de cailloux roulés noirs, empâtés dans un ciment d'aragonite blanche. » Ce sont des terrains d'alluvion dans lesquels on distingue des basaltes, des quartz et des granits. Comme l'immense majorité des Eaux d'Auvergne, cette eau est alcalino-saline mixte. Ce qui la distingue absolument des congénères de sa région, c'est qu'elle réunit un ensemble d'éléments, que nous n'avons retrouvés nulle part, à la fois aussi nombreux et aussi multiples.

L'analyse chimique des Eaux de Médague (l'Ours) a été faite une première fois en 1841 par M. Nivet.

Nous ne parlons pas de l'analyse absolument incomplète faite en 1840 par M. Perrot.

Dix ans plus tard, **J. F. Bouquet**, dont le beau travail sur les Eaux du bassin de Vichy n'a été dépassé par aucune étude ultérieure, analysait aussi les Eaux de Jose, et ses données complétaient celles de Nivet. Enfin, en 1878, le savant professeur Truchot, de la Faculté des sciences de Clermont, reprenait ces analyses, qu'on retrouve dans son dictionnaire des Eaux minérales du Puy-de-Dôme. Si quelques différences de détail existent dans ces travaux, cela tient aux sources choisies comme élément d'examen. Les eaux de Médague en effet, comprennent quatre sources distinctes : le Gros-Bouillon, aujourd'hui l'Ours, la source Daguillon, les Graviers, et le Petit-Bouillon.

Bouquet avait déterminé comme suit la composition chimique élémentaire, d'un litre d'eau de Médague :

	Gr.	Mill
Acide carbonique	4	053
— sulfurique	0	140
— phosphorique	Traces	
— arsénique	0	001
— borique	?	
— chlorhydrique	0	098
Silice	0	063
Protoxide de fer	0	006
— de manganèse	?	
Chaux	0	746
Strontiane	?	
Magnésie	0	301
Potasse	0	150
Soude	1	232
Matière organique	Traces	

— éléments qui, synthétisés hypothétiquement, donnent pour un litre les composés salins suivants :

	G r.	Mill.
Acide carbonique libre dissous..........	1	336
Bicarbonate de soude..................	1	290
— de chaux..................	1	9.0
— de magnésie..............	0	9 2
— de potasse................	0	299
— de protoxyde de fer..........	0	013
Sulfate de soude.....................	0	248
Phosphate de soude..................	Tlaces	
Arséniate de soude...................	0	002
Chlorure de sodium..................	1	116
Silice...............................	0	063
TOTAL.................	7	218

— minéralisation véritablement d'une richesse exceptionnelle.

Voici maintenant les résultats donnés par M. le professeur Truchot. On y trouve en plus la lithine, dont on ignorait les procédés de recherche à l'époque où Bouquet fit ses travaux.

M. Truchot a analysé successivement l'Ours, Daguillon, les Graviers et le Petit-Bouillon. La source la plus riche est celle des Graviers, la plus pauvre celle du Petit-Bouillon. Nous nous bornons à donner ici l'analyse de l'Ours, seule répandue aujourd'hui. Elle fournit d'ailleurs une moyenne proportionnelle entre les deux autres.

Analyse élémentaire de l'Ours. Pour un litre d'eau minérale.

	Gr.	Mill.
Acide carbonique libre................	2	980
— sulfurique......................	0	141
— silicique......................	0	080
— phosphorique..................	Traces	
— arsénique.....................	Traces	
Chlore	0	419
Potasse	0	45
Soude............................	0	952
Lithine...........................	0	010
Chaux	0	615
Magnésie.........................	0	301
Protoxide de fer..................		007
Matière organique.................	Traces	

soit, en combinaison saline hypothétique.

	Gr.	Mill.
Acide carbonique libre.............	0	516
Bicarbonate de soude...............	1	379
— de potasse.................	0	245
— de chaux	1	582
— de magnésie	1	960
— de fer	0	960
Sulfate de soude	0	015
Chlorure de sodium	0	250
— de lithium	0	633
Silice	0	080
Arséniate de soude	Traces	
Phosphate de soude	Traces	
TOTAL...	5	690

NOTA. — M. Truchot ne dose pas ici l'arséniate, que Bouquet a reconnu égal à celui de Vichy, près de 2 millig. par litre.

Ainsi, les Eaux de la commune de José, *Eaux de Médague,* que synthétise aujourd'hui l'*Eau de l'Ours,* réunissent dans la composition chimique, et sous un chiffre quantitatif élevé les éléments représentatifs des thermes du Massif central. Ce sont des eaux carbonatées, à base de soude et de chaux, avec réserve considérable d'acide carbonique libre : voilà leur dominante. Elles sont en même temps nettement chlorurées-sodiques, ce qui légitime leur appellation de mixtes. — 80 milligrammes de silice par litre, 15 milligrammes de carbonate de fer, 2 milligrammes d'arséniate de soude s'ajoutent à leur constitution complexe.

La lithine enfin, très-notamment représentée (30 milligrammes par litre), paraît spécifier leur modalité au point de vue des indications physiologiques.

Si l'on considère que tous les expérimentateurs, qui qui ont étudié l'Ours, lui reconnaissent des propriétés laxatives et diurétiques, tandis que les faits cliniques empiriquement constatés à la source en font une eau altérante, éliminatrice susceptible de modifier les congestions chroniques du foie et de la rate, on comprendra le choix que nous avons fait de cette Eau. Nous la choisissons en dépit, ou plutôt en raison même de sa notoriété modeste, pour étudier la virtualité moyenne des Eaux du Puy-de-Dôme.

L'Eau de l'Ours renferme, dans des rapports sensiblement égaux, des bi-carbonates de soude et de chaux. La réunion au radical carbonique de ces deux bases dans de tels rapports, est rare (1 gramme 5, environ de chaque par litre.) Elle mérite d'être notée. Les propriétés physiologiques du bi-carbonate de chaux, sont nettement distinctes de celles du bi-car-

bonate de soude. Le premier est étranger à la constitution normale du sang; le second est partie inté-
grante du sérum. Le premier est absorbant et détersif;
transformé tout au moins partiellement en chlorure
dans l'estomac, il est antiseptique et désinfectant.
Le second est essentiellement dialytique et s'assimile
partiellement pour l'hémogénèse. Si nous recherchons
quelle est la dominante des eaux de table les plus
répandues en France, nous constatons que leur base
est le carbonate de chaux uni à un excès d'acide carbonique libre. Telles, les eaux de *Condillac* dans la
Drôme, et de *Saint-Galmier* dans la Loire. Que si
nous consultons par contre les eaux véritablement alcalines qui répondent le mieux aux exigences du travail assimulateur, les premières qui se présentent à
notre choix sont les eaux essentiellement bi-car-
bonatées sodiques, de *Vichy* dans l'Allier, et de
Vals dans l'Ardèche. Or le département du Puy-de-
Dôme touche par le nord à l'Allier, et par l'est à la
Loire. Son territoire est le trait-d'union naturel
des bi-carbonates calciques et sodiques. La Limagne
et dans la Limagne, les eaux de Médague particulièrement, représentent supérieurement ce mariage à
haute dose et dans des rapports équilibrés des
bi-carbonates de soude et de chaux. Il n'y a donc pas
à s'étonner si l'Ours, c'est-à-dire Médague exporté,
constitue une eau digestive de premier ordre. Elle est
d'ailleurs très-riche en acide carbonique libre et
suffisamment munie de fer. (*Voir l'analyse*).

J'insisterai un peu sur les proportions de sel marin
contenues dans cette eau. Bouquet, qui analysa après
Nivet, Médague, et choisit la source des Graviers, indi-

que un peu plus d'un gramme par litre de chlorure
de sodium. D'après M. Truchot, l'Ours possède moins,
soit : 0 gr. 63 c. Si ce n'est pas assez pour expliquer
des effets purgatifs, c'est très-suffisant pour permettre
une saine interprétation des resultats obtenus contre
la scrofule et le lymphatisme en général.

La lithine, qu'on croit alliée dans les Eaux d'Auvergne au chlorure et non au carbonate, remplit certainement un rôle de premier ordre dans les attributs
des Eaux de Jose, car elle y figure sous le chiffre
notable de 30 centigr., soit 5 milligr., seulement de
moins qu'à Royat. On sait que sa propriété dominante
consiste dans une telle affinité avec l'acide urique,
qu'elle déplace même l'acide carbonique pour consti-
tuer des urates de lithine, beaucoup plus solubles
dans l'eau que les autres urates. C'est ce que Garrod
établit le premier ; puis Ure, Lippowitz et Binswanger
à l'étranger. En France, Charcot, Guéneau-de-Mussy,
Moutard-Martin et Reveil ont confirmé le fait.

Le lithium n'est pas cependant une substance
inoffensive. Th. Husemann a expérimenté l'action
physiologique du chlorure de lithium qui est précisé-
ment d'après M. Truchot, la combinaison présente
dans les eaux lithinées d'Auvergne. Il a constaté des
effets toxiques sur le miocarde, et la possibilité d'ar-
rêts suspensifs en diastole, à la suite d'une excitation
spéciale du pneumogastrique. D'autre part, la goutte
n'a pas cessé d'exister et de sévir sur notre espèce
malgré la découverte et l'emploi thérapeutique de la
lithine. Il n'en reste pas moins acquis aujourd'hui :
- la clinique balnéaire comme à la policlinique, que le
préparations lithinées combattent heureusement le

concrétions uriques et tophacées, agglomérées pathologiquement dans les tissus.

Il ne faut pas dédaigner davantage la présence de l'acide arsénieux, dans l'Eau de l'Ours. La quantité en est minime et ne suffit pas comme à la Bourboule pour fixer la spécificité de la station, mais elle s'élèverait à 1 milligramme, qui donnerait dans la synthèse hypothétique des sels, 2 milligrammes d'arséniate de soude par litre. Cette dose cependant, à 500 gr. d'eau par jour, communiquerait au malade 1 milligramme d'arséniate de soude. Ce fait est d'autant moins à dédaigner que rien n'établit rigoureusement que ce n'est pas sur la potasse ou la lithine que réagit ici l'acide arsénieux, auquel cas son activité physiologique serait incontestablement plus énergique.

L'action physiologique des Eaux de *Jose-Médague* spécialement de l'*Ours* (autrefois Gros-Bouillon et Daguillon) a été étudiée par des cliniciens compétents, notamment et sur place, par les docteurs Bertrand, Parrot, Nivet, Allard, Boucomont et Frédet. Nous l'avons expérimentée nous-même, selon notre habitude, en nous en faisant une application personnelle.

Cette eau, dont la température, fixe à la source, est de 13 degrès 8 dixièmes, se présente sous un aspect clair et limpide avec des reflets cristallins. Sa densité est de 1,006, celle de l'eau étant 1,000. Sa saveur est acidule, sans que la réaction chimique donne un résultat autre que la neutralité. Le premier goût est faiblement acide, mais l'arrière sapidité présente au contraire une saveur alcaline. La grande abondance de

l'acide carbonique d'une part, de l'autre la présence
en quantité notable des bases de chaux, de potasse,
de magnésie, de lithine et de soude, expliquent ces
deux effets successifs qui se neutralisent en se
mariant. L'Eau de l'Ours est très-gazeuse, et pétille
comme du champagne au contact du vin. Son effer-
vescence est supérieure à celle de Condillac et même
de Saint-Galmier ; elle paraît égaler celle de Châteldon, malgré la supériorité d'acide carbonique libre de
cette dernière. Dans les dépôts où l'Eau de l'Ours
séjourne depuis quelque temps, on constate dans la
bouteille la présence de filaments d'aspects ocreux qui
semblent égarés dans cette eau d'ailleurs si limpide.

Nous avons voulu nous rendre compte de la composition chimique de ce résidu imparfaitement soluble.
Il a été analysé en notre présence dans le laboratoire
de chimie de la Faculté de Médecine par M. le docteur Tourou. Ce dépôt est de l'apocrénate de fer.
Il suffit d'agiter vivement la bouteille pour faire
momentanément disparaître ce produit. Mais sa présence, qui n'altère en rien la saveur agréable et le
pétillement gazeux de l'eau, ne doit pas la faire écar-
ter de la consommation : tout au contraire. D'où pro-
vient en effet l'acide apocrénique ? De la décomposi-
tion de la cellulose des plantes existant dans les cou-
ches tourbeuses de certaines eaux minérales ; il
emprunte le fer aux filons des sulfures avoisinants et
dissout d'ailleurs les proto-carbonates de fer. Or, tous
les éléments de ce travail chimique se retrouvent dans
les Eaux de l'Ours, qui contiennent en réalité du fer
à l'état végéto-minéral. En effet, les eaux de Médague, de Jose et de l'Ours s'échappent de la grande

formation alluviale qui recouvre tout le Nord-Est de la
Limagne, et elles incrustent rapidement les branches,
les feuilles et les roseaux de la plaine cultivée d'où
elles sortent. Ces eaux sont diurétiques à la dose de
40 grammes, et laxatives, purgatives même, pour
bon nombre de sujets, pour peu qu'on en boive un
litre dans les 24 heures.

Elles produisent sur la plupart des personnes qui
en usent avec du vin, une ivresse spéciale, avec hila-
rité et tendance irrésistible au sommeil (docteur
Parrot). Nous reviendrons sur cette propriété, plus ou
moins commune aux eaux chargées d'acide carbonique libre, et dont nous avons eu occasion de cons-
tater les effets à notre propre table.

APPLICATIONS THÉRAPEUTIQUES

Du 25 Juin au 5 Septembre 1883, nous avons expérimenté sur nos malades l'eau carbo-sodique, calcique
et lithinée saline dite de l'Ours. Je ne parlerai que pour
mémoire de l'emploi qui en a été fait comme simple
eupeptique. Additionnée de vin, aux repas, elle est
des plus agréables, et je ne comprendrais pas
quelles raisons pourraient lui faire préférer, en dehors
d'indications morbides spéciales, Condillac ou Saint-
Galmier. D'autre part, il est bien démontré aujourd'hui
que l'eau de selz artificiellement préparée, l'eau dite de
syphon, offre en raison même des procédés pour l'ob-
tenir vite et en masse, des inconvénients connus de
tous les hygiénistes. En présence de ces inconvénients

et devant la multiplicité de nouvelles sources gazeuses
naturelles, on peut prévoir, on doit préparer le jour
où il ne se consommera pas d'autres eaux de table
gazeuses que celles que la nature même a composées.
On paye un siphon 20 centimes ; une demi-bouteille
d'eau acidule bicarbonatée calcique ou sodique, pourra
revenir au même prix, et suffire parfaitement aux
besoins d'un repas. Nous pensons que *l'Eau de l'Ours*
qui figure déjà au nombre des eaux de table répandues,
prendra bon rang parmi les meilleures.

Mais ici, Messieurs, je ne saurais trop vous le redire
la propagation de l'eau de table à simple titre gastro-
nomique, n'est pas notre affaire. Nous étudions les
*Eaux de France sériées thérapeutiquement et par
Régions*. C'est parce que la quantité et la qualité des
composants chimiques des eaux de Jose, commande
l'attention ; parce que ces eaux représentent remar-
quablement un type mixte alcalino-salin très-rare ;
parce que la tradition empirique les a consacrées
comme efficaces dans des groupes morbides bien
définis, c'est pour cela qu'elles ont appelé particulièrement notre attention.

A la source même, Médague en général et l'Ours
en particulier, fournissent des résultats thérapeutiques depuis longtemps acquis. Les dyspepsies, la gravelle, la cachexie paludéenne leur envoyent chaque
année des clients du voisinage. Les hépatites et les
splénites chroniques, les septicémies paludéennes et
les cachexies pyrétiques qui s'y rattachent, sont heureusement modifiées par l'emploi de ces eaux. Elles
rendent des services signalés dans le diabète. Il en
est de même des phlegmasies même aiguës de l'a-

pareil génito-urinaire. La leucorrhée, la chlorose, la scrofule bénéficient de son emploi. Elle convient au traitement de tous les flux catarrhaux, quel que soit leur siége, si l'évolution est chronique et apyrétique. Enfin, d'après le témoignage digne de foi de M. le docteur Parrot, médecin inspecteur, cette eau serait à même de rendre dans le cours d'une épidémie cholérique, de réels services.

Nous sommes, en ce qui nous concerne, d'autant plus enclin à accepter cette propriété, qu'en 1855, à Mansle (Charente), alors que le choléra sévissait avec une horrible violence, trois médicaments seulement, en dehors du traitement révulsif externe, nous donnèrent des résultats appréciables. L'opium en premier lieu, puis l'eau de seltz à volonté, ainsi que le vin blanc mousseux ; le troisième médicament était l'éther acétique.

Si vous voulez bien vous rappeler, Messieurs, les propriétés à la fois hypnotiques et ébriantes de l'acide carbonique d'une part et de l'opium de l'autre, vous trouverez, je le crois, l'explication la plus plausible de ce fait d'observation clinique. Non-seulement l'eau de l'Ours contient une très-notable quantité d'acide carbonique libre, mais encore sa synthèse hypothétique enregistre des bi-carbonates de soude, de chaux, de potasse, de magnésie et de fer, dont la majeure partie se dédouble d'abord dans l'estomac en présence des acides du suc gastrique, puis après assimilation et en quantité modérée, dans le milieu intérieur sanguin, pour accroître la proportion normale du gaz carbonique. Or il est acquis en thérapeutique que l'alcool très-affaibli, et l'acide carbonique dissous dans l'eau

agissent à la manière de l'opium sur les centres ner-
veux, stimulent la couche corticale et la fibre striée;
se comportent au contraire comme parésiants vis-à-
vis de l'innervation sympathique, et par suite comme
sédatifs des parois à fibres lisses de l'intestin. L'acide
carbonique enfin, bien que devant être considéré comme
une substance destinée à une expulsion finale sous peine
d'empoisonnement, n'en est pas moins un agent d'excitation nécessaire aux grandes fonctions de la vie
(Pflüger), et, ces grandes fonctions, les affections
du genre cholérique les attaquent d'emblée.

La goutte demande l'emploi des eaux de Médague en
raison de la forte quantité de lithine qu'elles renfer-
ment. L'angine pseudo-membraneuse peut-être, et à
coup sûr les arthritides sub-aiguës et liées à l'herpétisme
trouveraient dans un aménagement sur place avec
bains chauffés, leur médication indiquée à Jose, et je
ne doute pas que l'emphysême lui-même et les toux
dyspnéiques, ne [fussent soulagées à l'Ours, en présence d'appareils inhalateurs installés par une main
expérimentée.

Voici les faits cliniques que nous avons recueillis
dans nos salles dans le trimestre de juin à septembre.
Pendant quelques jours de vacances notre excellent et
distingué confrère le docteur Rousseau Saint-Philippe
nous a remplacé et a bien voulu continuer nos
expériences.

OBSERVATIONS

I. — Au n₀ 7 de la salle 3, une jeune fille dont le régime a été longtemps mauvais, présente, en même temps qu'un léger bruit de souffle extra-cardiaque et une menstruation défectueuse, de la *dyspepsie flatulente* avec des retours acides et du *pyrosis* après le repas. Nous la soumettons au régime de l'Eau de l'*Ours* : 250 grammes matin et soir dans très-peu de vin rouge. — Les flatuosités d'abord, puis l'inappétence sont heureusement modifiées, du 23 au 31 juillet, c'est-à-dire dans huit jours. Le 2 et le 3 août la digestion a cessé d'être pénible, et l'appétit s'est réveillé. La malade guérie demande son exéat. Elle a suivi le régime onze jours seulement.

II. — Le lit 9 de la même salle est occupé par une femme atteinte de pharyngo-laryngite granuleuse avec aphonie. Une profonde caverne existe à l'angle externe du sommet du poumon gauche, dans la fosse sous-épineuse. Le poumon droit es fortement congestionné et farci dans son tiers supérieur de tubercules en voie de ramollissement. Cette malade ne peut plus ni parler ni dégluter. Sa répugnance à se nourrir est extrême. Une abondante sécrétion de mucopus recouvrant toute la surface épithéliale de la région pharyngienne, l'explique de reste. Elle nous demande elle-même l'Eau de l'Ours, qui lui est donnée à la dose de 400 grammes par jour, alternant avec une quantité égale de lait très-pur. Elle commence le 13 juillet et continue jusqu'au 9 août, époque à laquelle je quitte momentanément le service. Durant ce temps, la malade a pu prendre son jus de viande, quelque laitage et prolonger, en s'alimentant, une existence que la spéficité même du mal ne permettra pas de poursuivre longtemps.

III. — Tout à côté d'elle, une jeune fille chez laquelle des

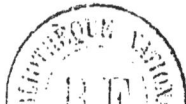

2

excès de travail, la privation de sommeil et une vie anormale ont hâté l'évolution d'une diathèse héréditaire dans sa famille, est inscrite au lit 12 sous le diagnostic de *bronchorrée chronique* et catarrhe pulmonaire avec des *sommets douteux*; en dehors des formules usitées, cette malade a précédemment pris dans du lait chaud, des *Eaux-Bonnes*, des Eaux *de la Bassère*; puis celles de Gazost, moins répugnante, et plus facilement tolérée. Cependant tout appétit a disparu, et la malade se plaint d'une légère fièvre avec maux de tête presque continus. Nous lui prescrivons de l'Eau de l'Ours, encore à la dose de 400 grammes, qu'elle divisera en deux parties égales, et en la coupant de lait chaud. Cette simple médication, commencée le 22 juillet, a pris fin seulement le 9 août. Elle a donc duré 18 jours. Des coliques assez intenses ont obligé à la suspendre, mais la malade y a gagné une diminution dans l'hypersecrétion catarrhale bronchique, des digestions plus faciles et moins d'insomnie.

IV. — Je citerai encore à la même salle 3, lit 16, une femme de soixante-trois ans, atteinte d'un *eczéma chronique du cuir chevelu* avec ictère simple. Cette malade a pris successivement des pilules de Bïett, de l'Eau de la Bourboule, et finalement de l'Eau d'Aulus commandée par des antécédents suspects. Son estomac s'est lassé de la médication arsénicale sous diverses formes, et l'Eau d'Aulus a fini par provoquer une diarrhée fatiguante. Après huit jours de repos, j'essaie, du 12 au 19 août, l'emploi de l'Eau de *l'Ours*, et à mon grand étonnement, l'eczéma primitivement humide est devenu sec et squameux, en même temps que les voies digestives ont recouvré un fonctionnement normal; l'ictère simple a disparu. J'aurais voulu poursuivre cette observation, mais le 19, la malade a réclamé son *exeat*.

————

Dans le service des hommes, salle 12, les observations plus nombreuses, ne sont pas moins remarquables, si l'on considère que nous utilisons ici une eau réputée seulement *Eau de table*, employée froide et loin de la source, sans appareils inhalateurs ou balnéaires.

Je citerai en premier lieu, au lit u° 3, un *diabétique* (diabète maigre), entré dans mon service depuis près d'un an, avec un chiffre colossal de sucre (86 grammes sur 1,000 d'urine). Par une médication complexe, notamment le chevelu de racine de valériane à haute dose, le protochlorure de mercure et l'arséniate de potasse d'une part; et m'aidant ensuite de l'hydrothérapie, de la gymnastique, de l'opium, des vins rouges tanniques, j'ai fait descendre graduellement le sucre de 86 grammes à 18.

Mais l'estomac et l'abdomen se fatiguent vite sous l'action des sels gravides et toxiques, tels que chlorure mercureux, arsénite de potasse, carbonate de lithine, toutes substances que j'ai expérimentées comme diminuant le glycogène des diabétiques, je fus donc contraint d'en suspendre l'emploi, et durant tout le mois de mai, je lui substituai l'Eau de Vichy. Cependant des coliques pénibles, une céphalée persistante et l'insomnie nous obligèrent à supprimer cette eau puissante, et c'est alors que nous lui substituâmes l'Eau de l'*Ours*. —

Moins chargée de bicarbonate de soude, riche en revanche en base calcique, en lithine et en potasse, l'Eau de l'Ours présenta sur celle de Vichy cet avantage que les céphalées et l'insomnie disparurent en même temps que le sucre diminuait encore de 2 grammes. Les coliques cessèrent également. Et pendant tout le mois de juin, le malade bénéficia de l'Eau de Jose. Je dois dire cependant que quelques tranchées revinrent dans les derniers jours de juin. Ce malade que j'avais précédemment désigné pour Vichy, est revenu de cette station, et, après avoir repris de nouveau l'Eau de l'Ours à l'hôpital, s'est retiré chez lui, *relativement* guéri.

VI.— De ce fait, je rapprocherai le suivant relevé dans ma clientelle M. X..., 55 ans, peintre sur porcelaine, est parvenu à la dernière période de la tuberculose diabétique. Littéralement empoisonné par l'acétonémie, expectorant sans cesse un produit mucopurulent teinté de stries sanglantes, il achève péniblement de mourir. Son émaciation est extrême; il ne se lève plus, n'articule aucun son, et succombe lentement au défaut de nourriture. Mais le sens du goût est masqué, le besoin seul reste, il ne dort pas. Je pensai alors qu'une eau fortement chargée d'acide carbonique libre, et par conséquent acidulée, possédant assez de carbonate de chaux pour agir comme anti-acide absorbant et détersif, d'ailleurs chlorurée et lithinée, légèrement alcaline à base de soude, pourrait rendre à ce malade tuberculeux un peu d'appétit et de sommeil. Et en effet, du 27 Juillet au 8 Août sous l'action de l'Eau de l'Ours, l'appétit revint avec le sommeil; le malade se leva, prit quelques forces, on put le descendre sur la pelouse du jardin. Manger et dormir, c'était beaucoup dans son état. Mais l'Eau de l'Ours n'a point la propriété de régénérer des poumons détruits. M. G. se plaignit bientôt de somnolence presque continue qu'il attribuait avec quelque raison peut-être à l'emploi de cette eau. Il y renonça et mourut 15 jours plus tard dyspnéique et asphyxié, ainsi qu'il advient quand la pneumonie ne peut plus présenter à l'air ambiant, une surface suffisante, faute de substance.

VII. — Le lit 11 de la salle 12 était occupé par un homme légèrement pléthorique affecté de douleurs rhumatoïdes musculaires, sous le coup d'une apepsie persistante due à une *gastrite chronique, d'origine alcoolique*, le malade a vu son état s'améliorer sensiblement, après avoir consommé 400 grammes d'Eau de l'Ours par jour, du 9 au 18 Juillet. La restitution de l'appétit a été surtout remarquable.

VIII. — Il n'en a pas été absolument ainsi du malade occupant le lit suivant; ancien zouave de Crimée, autrefois alcoolique, aujourd'hui très-émacié, gastralgique intraitable et légèrement maniaque, du 4 au 19 Juillet, il réclama l'Eau de l'Ours, mais lui attribua bientôt des coliques, et cessa son emploi, sans qu'il fût possible d'enregistrer un effet favorable

(ce malade est hypocondriaque et vient annuellement à l'hôpital).

IX. — Le lit portant le n° 24 de la salle 12 était tenu depuis
le 24 Juillet par un homme de 54 ans, dont l'état se présenta
des plus graves. OEdématié de la face et des membres, infiltré
partiellement du tronc, il'offre tous les caractères d'un anasar-
que symptômatique. La lésion est une *néphrite interstitielle al-
bimunurique* attribuable au brusque refroidissement dans
l'eau. Les purgatifs drastiques, le lait, la pilocarpine en injec-
tion souscutanée ne produisaient pas d'effet. L'idée nous vin
d'essayer le chlorure de lithine, contenu à la dose de 3 centigr.
par litre, dans l'Eau de l'Ours. Les premiers essais sont sans
résultat concluant et le malade prévenu contre cette eau, refuse
de la prendre accusant des coliques ; cependant, il accepte de
petits paquets de 5 centgr. de carbonate de lithine, dose supérieure à celle du lait. Le malade reste dans l'état stationnaire.
Je dois dire que je l'ai remis ensuite au régime absolu du
lait.

Dans les derniers jours de Juillet il revient à l'Eau de
l'Ours. *L'asarque diminue lentement,* de même que l'albu-
mine se manifeste dans les urines. Quand j'ai repris mon service, le 3 septembre j'ai trouvé une amélioration remarquable.
Mais la néphrite subsiste.

X. — Le malade du n° 34, depuis plus de 18 mois dans
mon service est un *ataxique* aussi instruit qu'intelligent, et
qui a fourni à la clinique interne comme à la thérapeutique
d'excellentes données d'observations. — Son estomac est fati-
gué notamment d'un très-long emploi de la *Coca du Pérou* ;
il a des coliques, de l'embarras intestinal, de la dyspepsie
surtout. Il me demande de tenter l'essai de l'Eau de l'Ours.

Il a commencé le 25 Juillet et continué tout le mois d'Août.
L'appétit est revenu, et les digestions se s'ont régularisés ;
les variations barométriques seules ont continué d'influencer
son innervation et, partant, sa nutrition. M. P. déclare que
l'Eau de l'Ours est apéritive et digestive ; elle paraît favoriser

le travail assimilateur et désassimilateur de la nutrition, mais il affirme qu'à la longue cette eau provoque des coliques et une certaine irritation intestinale.

XI. — Dans la même salle 12, au n° 15, et plus tard, par suite de sa rentrée, au lit 31, était couché à la mi-juillet un malade qui fut d'abord inscrit comme atteint de fièvre intermittente. Un examen attentif permit bientôt de préciser par l'étude des urines, l'état du malade. En dehors d'un état gastrique fébrile cet examen des urines présente un excès considérable d'urée, mêlé à des débris épithéliaux et un peu d'hémaphéine. Ces urines soumises à l'analyse de M. Dannecy, pharmacien en chef, ont donné en sus d'un excès considérable d'urée, une proportion notable d'acide urique. Nous le soumettons au régime de l'Eau de l'Ours, à partir du 3 juillet. Pendant les deux premiers jours, les urines se présentèrent sous un aspect encore plus trouble, et leur densité augmenta en même temps que leur dépôt. L'élimination rénale était évidemment sollicitée et favorisée par l'Eau de l'Ours, et je ne doute pas que le chlorure de lithium ne jouât ici un rôle important. Mais dès le 5e jour, les urines s'éclaircirent rapidement, et le soulagement devint tel que le malade ne tarda pas à sortir. A partir de l'hiver, je le retins au lit 31 de ma salle ; mais cette fois ce n'est plus de la gravelle urique; c'est du mélœna et de l'hémathémèse que le malade accuse. J'ai repris l'usage de l'Eau de l'Ours en même temps que celui du lait, à ma rentrée au service.

XII — Quelques jours avant, je donnais des soins en ville à une dame de 44 ans, d'une constitution puissante, usant peut-être abondamment des aliments azotés, se privant d'exercice hors du ménage, et d'ailleurs, fille d'un graveleux. Cette dame a présenté plusieurs fois des symptômes de gravelle urique, elle les offre au moment même où nous la soumettons au régime de l'Eau de l'Ours qui, après 8 jours, a rendu aux urines leur limpidité parfaite.

XIII. — Dans les derniers jours de juillet et pendant la première dizaine d'août, nous avons eu à la salle 12, lit 25, un malade dont l'état absolument insolite dut appeler tout parti-lièrement notre sollicitude. Inscrit d'abord comme fébricitant avec accès intermittents quotidiens, il était constamment inondé de sueurs profuses tellement abondantes, qu'elles s'im-posaient comme le phénomène dominant de la maladie. En effet, elles n'étaient précédées ni de stade de chaleur, ni de stade de frisson, se compliquaient d'un état de débilité extrê-me, avec pouls fréquent et ténu, présentaient enfin tous les ca-ractères d'une vraie *suette* sans éruption miliaire ; le quin-quina et la quinine ne donnèrent longtemps que des résultats négatifs. Il en fut autrement de l'Eau de l'Onrs. Je dois ajouter que ce malade s'est remis, et que son amélioration se pro-duisit après la suppression de la quinine.

XIV. — Je joindrai à ces observations celle du malade oc-cupant le lit n° 15, et en traitement depuis six mois pour une pleurésie chronique deux fois ponctionnée. Sans appétit, il a vu son état se compliquer de gastralgie et de bronchorrée. Le 26 du mois d'août, nous avons remplacé l'Eau de Seltz par celle de l'Ours, et nous pensons pouvoir légitimement induire du résultat, la favorable intervention d'une eau à la fois sti-mulante et éliminatrice.

XV. — Une bronchite chronique avec des symptômes de pneumocomiose — lit 8 — chez un ouvrier exposé pendant des années à la poussière du charbon et plus tard à celle du crin, s'est trouvée très-bien de quinze jours d'Eau de l'Ours dans du lait.

XVI-XVII. — Aux lits 4 et 39, spécialement, nous avons essayé de combattre par cette Eau de Médague (l'Ours) des fièvres paludéennes. En ville, des observations du même genre ont été prises. Elles nous ont conduit à la conclusion suivante : cette eau n'influe en rien sur un accès de fiè-vre intermittente de date récente. Mais chez les fébricitants atteints d'hypertrophie chronique de la rate ou du foie, ses doubles effets résolutifs et altérants paraissent hâter une so-lution favorable.

XVIII. — Je n'ai rien dit encore du malade occupant le lit n°2, et atteint d'une gastrorrhée dyspeptique, après alcoolisme. Six jours d'Eau de l'Ours l'ont remis en état.

XIX° — De même, en ville, une dame âgée de vingt-sept ans, et de la plus belle apparence de santé, mais, en réalité, se plaignant continuellement de cardialgie, de flatulences et de tension gastrique douloureuse ; d'ailleurs disposée à l'embonpoint; cette dame a demandé tour à tour à l'Eau de Châtillon et à l'Eau de l'Ours un soulagement que cette dernière lui a procuré.

XX. — Je veux terminer cette longue énumération par la relation du fait suivant, qui mérite à coup sûr d'être noté.

Mme X..., jeune femme nouvellement accouchée d'un enfant venu à terme, mais d'une débilité extrême, a fait, pour allaiter son nouveau-né, des prodiges de dévouement qui ont dépassé ses forces. Naturellement délicate, elle a tout à coup maigri étonnamment; son corps s'est courbé ; elle tousse légèrement, et je m'assure bientôt qu'elle est en proie à un mouvement febrile hectique continu. Plus de sommeil, vomissements, inappétence complète, alternance de constipation et diarrhée. Langue sèche, brune, chargée, pâteuse, je redoute une gastro-entérite ou une phthisie aiguë débutante.

Les purgatifs huileux, le quinquina, la quinine, n'ont produit aucune amélioration. Je prescris 500 grammes d'Eau de l'Ours par jour, et maintiens le quinquina. La malade cesse de vomir, reprend appétit et dort. Elle abandonne le régime et retombe au bout d'un mois ; elle le reprend et redevient mieux. L'appétit et le sommeil renaissent. Ici, l'Eau de l'Ours a produit des résultats absolument incontestables.

Je pourrais ajouter à ces observations celles de deux gonorrhées très-heureusement influencées par l'eau carbo-lithinée sodique, calcique et chlorurée de l'Ours.

Je relève encore dans mes observations, une ascite chez un ancien gabarrier. L'Eau de l'Ours a très-bien secondé la diète lactée. Ces faits me semblent amplement suffire pour justifier notre première donnée, à savoir qu'en limitant à l'emploi d'une eau de table eupeptique et digestive l'usage de l'Eau de l'Ours, on ne fait qu'utiliser la première peut-être, mais la moins importante de ses propriétés.

Telle est cette eau, véritablement hors pair, parmi les eaux bicarbonatées mixtes, et que sa composition chimique appelle évidemment à un tout autre rôle qu'à celui d'une simple eau de table, acidule gazeuse. Qu'elle soit dès à présent parfaitement en état de lutter sur les tables d'hôte et dans les établissements publics, avec les eaux si répandues de Saint-Galmier, de Condillac, de Châteldon, c'est ce qu'on ne saurait contester de bonne foi. Mais ici, étant donnée la présence en quantité suffisante de l'acide carbonique libre dans un milieu alcalin, le succès n'est plus qu'une question de propagande habile, qui touche presque autant à l'industrie commerciale qu'à l'hygiène thérapeutique, et nous commande par cela même une grande réserve. Aussi bien sommes-nous convaincu, par expérience personnelle que si les dyspeptiques avec atonie gastrique, et les gastrorrhéiques bénéficient certainement de l'emploi sage et bien réglé des eaux bicarbonatées calciques ou sodiques avec excès de gaz carbonique, l'abus peut en devenir facilement préjudiciable : témoin ces distentions pénibles et persistantes de l'estomac, cette torpeur gravide et ces céphalées ténaces avec symptômes de narcolepsie, très-fréquentes chez les buveurs obstinés d'eau gazeuse.

L'Eau de l'Ours si agréablement apéritive et si activement digestive quand on en use modérément — (350 grammes environ par repas avec ou sans le vin qu'elle n'altère jamais quand lui-même n'est pas altéré), l'Eau de l'Ours ne saurait point être prise impunément en quantité immodérée. Son abus n'entraînerait pas seulement les inconvénients du gaz carbonique: le chlorure de lithine qu'elle renferme en quantité si considérable (0 gr. 0 30 millig, par litre) et qui agit comme simple élément dialytique quand il est assimilé par minimes doses, ne se présenterait pas inoffensif à l'appareil sécréteur du rein, sous une dose massive et longtemps continuée; l'on ne doit pas oublier que le vénérable Dr Parrot a enregistré des accidents graves et même mortels chez les paysans qui, pendant les mois de Mai et Juin, boivent jusqu'à ce qu'ils aient obtenu à tout prix des effets purgatifs.

C'est que la minéralisation de cette eau exceptionelle, atteint un chiffre véritablement énorme, eu égard à la spécialisation de ses éléments minéraux — 5 grammes 690 millig. par litres. — (Bouquet, le savant chimiste qui analysa Vichy, donne 7 grammes, 218 milli.). Parmi les principes qui la constituent, les uns sont naturellement modificateurs des phénomènes d'excitabilité sensitive et motrice, (tel l'acide carbonique libre et combiné aux bases alcalines) ; d'autres, comme le chlorure de sodium (près d'un gramme); le sulfate de soude (25 centigrammes), le bicarbonate de magnésie (96 centigram.), sont purgatifs. — Enfin le chlorure de lithine est représenté par 3 centigr., l'arséniate de

soude par 2 milligr., la silice par 8 centigr., le carbonate
de potasse par 24 centigr. (alors que les phosphates en
présence de la soude et du fer sont sûrement constatés.
Ils achèvent de démontrer qu'en demandant à cette
eau des effets thérapeutiques altérants, subtitutifs, éli-
minateurs, reconstituants, on s'inspirerait seulement
d'une saine notion des propriétés dévolues à sa constitution chimique. Cette eau n'est dont pas seulement
une eau de table parfaite; elle dépasse manifestement
les conditions recherchées par le palais blasé des com-
mis-voyageurs; c'est plus qu'une eau apéritive et digestive, c'est un agent thérapeutique puissant, dangereux
même à certains égards si l'on sait mal l'utiliser. N'ou-
bliez pas enfin que l'Eau de Jose décèle à toutes les
sources une odeur sulfuro-bitumineuse significative.

Déjà, par le seul emploi de l'eau froide, prise en boisson et à la source, on a combattu heureusement la
dyspepsie, la gravelle et les fièvres intermittentes rebel-
les : déjà, comme l'ont établi les docteurs Allard et
Boucomont, Jose a donné des résultats dans le traitement de la cirrhose hypertrophique et de la splénite
chronique ; dans les maladies chroniques des voies
urinaires on a combattu par elle, avantageusement, la
leucorrhée, la scrofule et la chlorose.

Pour ma part, ainsi qu'il ressort des faits précédemment cités, j'ai constaté expérimentalement l'uti-
lité de l'Eau de l'Ours : 1° dans les gastralgies et les
catarrhes gastro-intestinaux ; 2° dans la gravelle
urique ; 3° dans la glycémie diabétique ; 4° dans certaines affections des organes génito-urinaires ; 5° dans
la chloro-anémie liée au lymphatisme : et je n'ai utilisé
cette eau que dans des conditions pour ainsi dire

incomplètes, loin de la source, toujours à froid, et seulement par la voie gastro-intestinale.

Mais j'estime qu'il y aurait beaucoup plus et mieux à faire d'une eau semblable. -

Si le rhumatisme articulaire-aigu, les affections cutanées liées à la scrofule ou à la syphilis, les tumeurs fongeuses relèvent principalement des thermes sulfureux de nos Pyrénées, la psore liée à l'asthme, la gravelle dépendant du génie goutteux ; l'arthritis pseudo-herpétique, l'herpétisme à forme squameuse fixé principalement sur les muqueuses de l'appareil respiratoire relèvent spécialement des Eaux d'Auvergne. Là, le bi-carbonate de soude et la silice, rencontrent pour adjuvant de premier ordre l'élément arsenical à la fois indiqué comme anti-psorique et comme modérateur du centre médullaire ; puis vient la lithine, combinée au chlore et qui, mieux encore que le carbonate de lithine agit comme détersif éliminateur sur les dépôts uriques, le chlorure de sodium et le carbonate de magnésie, dérivatifs et antiseptiques, en raison de l'élément chloruré ; le phosphore enfin et le fer, artisans ou régénérateurs du globule sanguin et des tissus organiques.

Je voudrais donc voir s'élever dans la belle plaine de la Limagne, à la source même de l'Ours, un établissement qui permît de joindre à la boisson froide toute une médication thermale et balnéo-théraphique en rapport avec les progrès contemporains.

Deux conditions notamment modifient l'action d'une eau minérale : la température de son griffon et l'altitude du milieu où elle se fait jour. Le seul fait d'une

raréfaction de l'air et de sécheresse, à une altitude
de 1,046 mètres, allége au Mont-Dore l'effort dyspnéique[perpétuel des emphysimateux et des asthmati-
ques. Mais une telle élévation en plein climat limou-
sin et très-loin des rivages océaniques, comporte avec
elle des inconvénients graves, j'allais dire des dangers
permanents, car au Mont-Dore, le dyspnéique et le
tousseur sont incessamment sous la menace d'un
refroidissement par surprise. Dans la plaine de Limagne à Jose, sur la rive droite de l'Allier, dans un sol
de faluns, de cailloux roulés et de silex meuliers, on
est protégé contre les frimats de l'Ouest par les dômes
dont les derniers plateaux s'étendent au Nord jusqu'aux environs de Riom. L'altitude y est de 270 mètres, c'est-à-dire suffisante pour trancher heureusement avec le bas niveau des vallées humides des bas-
sins de la Loire et de la Garonne, tout en restant à
l'abri des vents glacés, des surprises et des frimats de
la montagne.

Là, l'établissement que j'appelle de mes vœux,
en dehors des appareils disposés pour l'eau froide,
recevrait l'eau chauffée à 35 et 38 degrés pour
les baignoires. Un appareil pulvérisateur et inhala-
teur serait installé pour agir sur les voies respira-
toires.

L'élévation de la température modifierait nécessai-
rement la constitution de l'eau, notamment en chas-
sant de l'acide carbonique ; certains produits organiques seraient déplacés ou modifiés et l'ébulition nécessaire pour la réduction à l'état de vapeur, entraînerait
des changements dans les rapports intimes de certains
éléments. Mais, en somme, ce n'est pas l'élévation à

40 degrés qui désagrégerait les éléments principaux de cette eau, laquelle resterait encore beaucoup plus minéralisée que les plus efficaces parmi ses congénères.

Je ne suis pas dans le secret des Dieux, c'est-à-dire des administrateurs de la source de l'Ours ; mes conseils paraîtront peut-être intempestifs ou indiscrets ; mais après avoir soumis pendant trois mois à une expérimentation sérieuse, cette Eau de l'Ours, qui me fut d'abord présentée comme une simple eau de table, après m'être assuré qu'elle est douée chimiquement d'une constitution particulièrement riche, unique dans le groupe central des eaux alcalines mixtes, je la crois appelée à un grand avenir, si l'industrie sait utiliser à lafois, son altitude privilégiée, son climat tempéré, et sa composition chimique absolument complète. Les affections goutteuses, les catarrhes des muqueuses, les obstructions viscérales et l'herpétisme lié à l'arthritis, trouveraient dans ces eaux une succursale de Royat, de Vichy, et, par suite, du Mont-Dore. Les prédispositions à une affection organique de l'estomac primeraient toutes les autres, dans cette station balnéaire nouvelle.

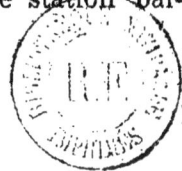

BORDEAUX. — IMP. F. DEGRÉTEAU.

www.ingramcontent.com/pod-product-compliance
Lightning Source LLC
Chambersburg PA
CBHW060510200326
41520CB00017B/4975